I0696227

I. Introduction

Découvrez l'univers fascinant des vitamines et leur rôle essentiel dans notre santé. Comprendre leur importance pour une vie saine.

Ce livre offre une exploration complète des vitamines, de leur structure et de leur fonctionnement dans le corps humain. Vous découvrirez également les effets de leur carence sur la santé ainsi que les aliments riches en vitamines et les suppléments vitaminiques.

Ce livre aborde de manière détaillée chaque vitamine individuellement, en explorant ses bienfaits pour la santé, les aliments qui en sont riches, les signes de carence et les risques associés à une surconsommation. Vous apprendrez comment chaque vitamine peut affecter différents systèmes de l'organisme, de la vision à la fonction immunitaire en passant par la santé osseuse, la coagulation sanguine et la production d'énergie.

Que vous soyez un professionnel de la santé, un passionné de nutrition ou simplement à la recherche d'informations sur les vitamines, ce livre est un guide incontournable pour comprendre comment ces nutriments essentiels contribuent à notre santé et à notre bien-être général.

A. L'importance des vitamines pour la santé

Les vitamines sont des nutriments essentiels pour le corps humain car elles jouent un rôle crucial dans de nombreuses fonctions physiologiques et biochimiques. Les vitamines sont nécessaires pour maintenir la croissance et le développement, pour soutenir le système immunitaire, pour réguler le métabolisme, pour maintenir la santé de la peau et des cheveux, pour favoriser la cicatrisation des blessures, pour prévenir les maladies chroniques et pour maintenir la santé mentale et émotionnelle.

Les vitamines sont des nutriments que le corps ne peut pas produire en quantité suffisante, il est donc essentiel de les obtenir à partir de l'alimentation ou de suppléments vitaminiques. Les carences en vitamines peuvent causer une variété de problèmes de santé, allant de la fatigue et de la faiblesse musculaire à la cécité et à l'anémie.

En résumé, les vitamines sont des nutriments essentiels pour maintenir une bonne santé. Il est important de consommer une alimentation équilibrée et variée qui contient une quantité suffisante de vitamines, afin de prévenir les carences et de maintenir un bon état de santé général.

B. Pourquoi les vitamines sont-elles essentielles pour le corps humain ?

Les vitamines sont essentielles pour le corps humain car elles participent à de nombreuses fonctions métaboliques, biochimiques et physiologiques qui sont nécessaires à la vie. Voici quelques-unes des raisons pour lesquelles les vitamines sont essentielles pour le corps humain :

Les vitamines aident à maintenir une croissance et un développement normaux chez les enfants et les adultes.

Les vitamines sont nécessaires pour soutenir le système immunitaire et aider le corps à combattre les infections et les maladies.

Les vitamines sont des cofacteurs pour de nombreuses enzymes qui catalysent des réactions biochimiques importantes dans le corps.

Les vitamines aident à réguler le métabolisme des nutriments, y compris les glucides, les lipides et les protéines.

Les vitamines contribuent à la santé des yeux, de la peau, des cheveux, des ongles et des dents.

Les vitamines sont nécessaires pour la formation et la régénération des tissus corporels.

Les vitamines ont des propriétés antioxydantes qui protègent le corps contre les dommages causés par les radicaux libres.

En somme, les vitamines sont des nutriments essentiels pour de nombreuses fonctions importantes dans le corps humain. Sans ces nutriments, notre santé et notre bien-être seraient gravement affectés. Il est donc important de s'assurer que nous obtenons suffisamment de vitamines dans notre alimentation quotidienne ou par le biais de suppléments vitaminiques.

C. Aperçu sur les vitamines

Il existe 13 vitamines différentes, chacune avec un rôle unique dans le corps humain. Voici un aperçu des vitamines qui pourraient être couvertes dans un livre sur les vitamines et leurs rôles dans notre santé :

Vitamine A : Cette vitamine est importante pour la santé des yeux, de la peau et du système immunitaire. Elle est également nécessaire pour la croissance et le développement des os et des dents.

Vitamine B1 (thiamine) : Cette vitamine est nécessaire pour le métabolisme des glucides et pour la production d'énergie. Elle est également importante pour le système nerveux.

Vitamine B2 (riboflavine) : Cette vitamine est importante pour la production d'énergie et pour maintenir une peau et des yeux sains.

Vitamine B3 (niacine) : Cette vitamine est importante pour le métabolisme des glucides et des lipides. Elle est également nécessaire pour maintenir une peau saine.

Vitamine B5 (acide pantothénique) : Cette vitamine est importante pour la production d'énergie et pour la synthèse de certains neurotransmetteurs.

Vitamine B6 (pyridoxine) : Cette vitamine est importante pour le métabolisme des protéines et pour la synthèse des neurotransmetteurs.

Vitamine B7 (biotine) : Cette vitamine est importante pour la santé des cheveux, de la peau et des ongles. Elle est également nécessaire pour le métabolisme des lipides et des glucides.

Vitamine B9 (acide folique) : Cette vitamine est importante pour la croissance et le développement des cellules. Elle est particulièrement importante pour les femmes enceintes car elle aide à prévenir les malformations congénitales.

Vitamine B12 (cobalamine) : Cette vitamine est importante pour la production de globules rouges et pour maintenir la santé du système nerveux.

Vitamine C : Cette vitamine est importante pour le système immunitaire, pour la cicatrisation des plaies et pour la synthèse du collagène.

Vitamine D : Cette vitamine est importante pour la santé des os et des dents. Elle est également nécessaire pour l'absorption du calcium et du phosphore.

Vitamine E : Cette vitamine a des propriétés antioxydantes et est importante pour la santé de la peau et des yeux.

Vitamine K : Cette vitamine est importante pour la coagulation sanguine et pour la santé des os.

Ces vitamines seront donc potentiellement couvertes dans un livre sur les vitamines et leurs rôles dans notre santé.

II. Les différentes vitamines

A. Les vitamines liposolubles
1. Vitamine A

La vitamine A, également connue sous le nom de rétinol, est une vitamine liposoluble essentielle pour le corps humain. Elle est importante pour plusieurs fonctions, notamment :

Santé des yeux : La vitamine A est nécessaire pour maintenir une bonne vision, en particulier la vision nocturne. Elle aide à prévenir la dégénérescence de la rétine et peut réduire le risque de cataractes.

Système immunitaire : La vitamine A est importante pour maintenir un système immunitaire sain. Elle aide à protéger le corps contre les infections bactériennes et virales.

Croissance et développement : La vitamine A est essentielle pour la croissance et le développement des os, des dents et des tissus mous. Elle est particulièrement importante pendant la grossesse pour le développement du fœtus.

Santé de la peau : La vitamine A est nécessaire pour maintenir une peau saine. Elle peut aider à réduire l'apparence des rides et des ridules, ainsi qu'à traiter l'acné et d'autres affections cutanées.

La vitamine A se trouve dans de nombreux aliments, notamment les légumes verts à feuilles foncées, les fruits orange et jaunes (comme les carottes et les mangues), les produits laitiers, les foies animaux et les huiles de poisson. Cependant, il est important de ne pas consommer trop de vitamine A, car cela peut être toxique pour le corps. Les suppléments de vitamine A doivent être pris avec précaution et sous la supervision d'un professionnel de la santé.

2. Vitamine D

La vitamine D est une vitamine liposoluble qui est essentielle pour la santé des os et des dents. Elle joue également un rôle important dans la régulation du système immunitaire et la prévention de diverses maladies.

La vitamine D peut être synthétisée par la peau lorsqu'elle est exposée à la lumière du soleil, mais elle peut également être obtenue à partir de l'alimentation ou de suppléments. Les sources alimentaires de vitamine D comprennent les poissons gras (comme le saumon et le thon), les œufs, les produits laitiers enrichis et les champignons.

Voici quelques-uns des rôles clés de la vitamine D dans le corps :

Santé des os et des dents : La vitamine D est essentielle pour l'absorption du calcium et du phosphore, qui sont nécessaires pour maintenir la santé des os et des dents. Une carence en vitamine D peut entraîner une déminéralisation des os, ce qui peut augmenter le risque de fractures.

Système immunitaire : La vitamine D joue un rôle important dans la régulation du système immunitaire. Une carence en vitamine D peut augmenter le risque d'infections et de maladies auto-immunes.

Santé du cerveau : Des études ont montré que la vitamine D peut jouer un rôle dans la santé mentale et le fonctionnement du cerveau. Une carence en vitamine D a été associée à un risque accru de dépression et de maladies neurologiques telles que la maladie d'Alzheimer.

Prévention des maladies : Des études ont suggéré que la vitamine D pourrait aider à prévenir plusieurs maladies chroniques, notamment le diabète de type 2, les maladies cardiaques et certains types de cancer.

Il est important de maintenir des niveaux adéquats de vitamine D dans le corps pour bénéficier de ses nombreux avantages pour la santé. Cependant, il est également important de ne pas en prendre trop, car cela peut être toxique. La quantité de vitamine D dont une personne a besoin dépend de plusieurs facteurs, notamment l'âge, le sexe, le poids et le lieu de résidence. Il est recommandé de consulter un professionnel de la santé pour déterminer la quantité de vitamine D dont vous avez besoin et la meilleure façon de l'obtenir.

3. Vitamine E

La vitamine E est une vitamine liposoluble qui possède des propriétés antioxydantes importantes pour la santé. Elle protège les cellules du corps contre les dommages causés par les radicaux libres, qui peuvent entraîner des maladies chroniques telles que le cancer et les maladies cardiaques. La vitamine E est également importante pour plusieurs fonctions dans le corps, notamment :

Santé de la peau : La vitamine E est bénéfique pour la santé de la peau, car elle peut aider à réduire l'apparence des cicatrices, des rides et des taches de vieillesse.

Système immunitaire : La vitamine E joue un rôle important dans la régulation du système immunitaire, ce qui peut aider à protéger le corps contre les infections et les maladies.

Santé des yeux : Des études ont suggéré que la vitamine E pourrait aider à réduire le risque de maladies oculaires telles que la dégénérescence maculaire liée à l'âge.

Santé cardiovasculaire : La vitamine E peut aider à réduire le risque de maladies cardiaques en protégeant les cellules contre les dommages oxydatifs et en réduisant l'inflammation dans le corps.

Les sources alimentaires de vitamine E comprennent les noix, les graines, les huiles végétales et les légumes verts à feuilles foncées. Les suppléments de vitamine E sont également disponibles, mais il est important de ne pas en prendre trop, car cela peut être toxique pour le corps. Les doses recommandées varient en fonction de l'âge, du sexe et de l'état de santé de chaque individu. Il est recommandé de consulter un professionnel de la santé avant de prendre des suppléments de vitamine E.

4. Vitamine K

La vitamine K est une vitamine liposoluble qui est importante pour la coagulation sanguine et la santé des os. Il existe deux formes principales de vitamine K : la vitamine K1, également connue sous le nom de phylloquinone, que l'on trouve principalement dans les légumes verts à feuilles, et la vitamine K2, également appelée ménaquinone, que l'on trouve dans les produits d'origine animale et fermentée.

Voici quelques-uns des rôles clés de la vitamine K dans le corps :

Coagulation sanguine : La vitamine K est essentielle pour la coagulation sanguine, car elle aide à activer certaines protéines qui permettent au sang de coaguler.

Santé des os : La vitamine K est importante pour la santé des os, car elle aide à réguler la minéralisation osseuse. Une carence en vitamine K peut entraîner une augmentation du risque de fractures osseuses.

Prévention des maladies : Des études ont suggéré que la vitamine K pourrait aider à prévenir plusieurs maladies chroniques, notamment les maladies cardiaques et le cancer.

Les sources alimentaires de vitamine K comprennent les légumes verts à feuilles foncées, tels que les épinards, le chou frisé et la laitue romaine, ainsi que les produits d'origine animale et fermentée, tels que les œufs et le fromage. Les suppléments de vitamine K sont également disponibles, mais ils ne sont généralement pas nécessaires pour les personnes qui suivent une alimentation équilibrée. Les doses recommandées varient en fonction de l'âge, du sexe et de l'état de santé de chaque individu. Il est recommandé de consulter un professionnel de la santé avant de prendre des suppléments de vitamine K.

B. Les vitamines hydrosolubles
1. Vitamine C

La vitamine C, également connue sous le nom d'acide ascorbique, est une vitamine hydrosoluble qui est importante pour de nombreuses fonctions dans le corps. Elle est essentielle pour la croissance et la réparation des tissus corporels, la formation de collagène, la cicatrisation des plaies et la santé des os et des dents.

Voici quelques-uns des rôles clés de la vitamine C dans le corps :

Système immunitaire : La vitamine C joue un rôle important dans la fonction immunitaire, en aidant à stimuler la production de globules blancs qui combattent les infections.

Antioxydant : La vitamine C est un antioxydant puissant qui aide à protéger les cellules du corps contre les dommages causés par les radicaux libres, qui peuvent contribuer au vieillissement et aux maladies chroniques.

Absorption de fer : La vitamine C améliore l'absorption du fer non héminique (provenant de sources végétales) dans l'intestin.

Santé cardiovasculaire : Des études ont suggéré que la vitamine C pourrait aider à réduire le risque de maladies cardiaques en réduisant le taux de cholestérol et de pression artérielle.

Les sources alimentaires de vitamine C comprennent les agrumes, les fraises, les kiwis, les poivrons rouges, les brocolis et les choux de Bruxelles. Les suppléments de vitamine C sont également disponibles, mais il est important de ne pas en prendre trop, car cela peut causer des effets secondaires tels que des maux d'estomac et des diarrhées. Les doses recommandées varient en fonction de l'âge, du sexe et de l'état de santé de chaque individu. Il est recommandé de consulter un professionnel de la santé avant de prendre des suppléments de vitamine C.

2. Vitamine B1 (thiamine)

La vitamine B1, également connue sous le nom de thiamine, est une vitamine hydrosoluble qui est importante pour le métabolisme énergétique et le fonctionnement du système nerveux.

Voici quelques-uns des rôles clés de la vitamine B1 dans le corps :

Métabolisme énergétique : La vitamine B1 est essentielle pour la production d'énergie à partir des glucides. Elle aide à convertir les glucides en glucose, qui peut ensuite être utilisé comme source d'énergie par le corps.

Fonctionnement du système nerveux : La vitamine B1 est importante pour le fonctionnement du système nerveux, car elle est nécessaire à la synthèse de certaines molécules qui sont impliquées dans la transmission des signaux nerveux.

Santé cardiaque : La vitamine B1 est également importante pour la santé cardiaque, car elle peut aider à réduire les niveaux de triglycérides dans le sang et à améliorer la fonction endothéliale.

Les sources alimentaires de vitamine B1 comprennent les céréales complètes, le riz brun, les noix, les légumineuses et les viandes, en particulier le porc. Les suppléments de vitamine B1 sont également disponibles, mais ils ne sont généralement pas nécessaires pour les personnes qui suivent une alimentation équilibrée. Les doses recommandées varient en fonction de l'âge, du sexe et de l'état de santé de chaque individu. Il est recommandé de consulter un professionnel de la santé avant de prendre des suppléments de vitamine B1.

3. Vitamine B2 (riboflavine)

La vitamine B2, également connue sous le nom de riboflavine, est une vitamine hydrosoluble qui est importante pour le métabolisme énergétique, la croissance et le développement, ainsi que la santé de la peau et des yeux.

Voici quelques-uns des rôles clés de la vitamine B2 dans le corps :

Métabolisme énergétique : La vitamine B2 est essentielle pour la production d'énergie à partir des glucides, des lipides et des protéines. Elle aide à convertir ces nutriments en énergie utilisable par le corps.

Croissance et développement : La vitamine B2 est importante pour la croissance et le développement, en particulier chez les enfants et les adolescents.

Santé de la peau et des yeux : La vitamine B2 est nécessaire pour maintenir la santé de la peau et des muqueuses, ainsi que pour prévenir les lésions oculaires causées par la lumière UV.

Les sources alimentaires de vitamine B2 comprennent les produits laitiers, les œufs, les viandes, les légumes verts, les céréales complètes et les noix. Les suppléments de vitamine B2 sont également disponibles, mais ils ne sont généralement pas nécessaires pour les personnes qui suivent une alimentation équilibrée. Les doses recommandées varient en fonction de l'âge, du sexe et de l'état de santé de chaque individu. Il est recommandé de consulter un professionnel de la santé avant de prendre des suppléments de vitamine B2.

4. Vitamine B3 (niacine)

La vitamine B3, également connue sous le nom de niacine, est une vitamine hydrosoluble qui est importante pour le métabolisme énergétique, la santé de la peau, le fonctionnement du système nerveux et la santé cardiovasculaire.

Voici quelques-uns des rôles clés de la vitamine B3 dans le corps :

Métabolisme énergétique : La vitamine B3 est essentielle pour la production d'énergie à partir des glucides, des lipides et des protéines. Elle aide à convertir ces nutriments en énergie utilisable par le corps.

Santé de la peau : La vitamine B3 est nécessaire pour maintenir la santé de la peau, en particulier en prévenant les éruptions cutanées et l'acné.

Fonctionnement du système nerveux : La vitamine B3 est importante pour le fonctionnement du système nerveux, car elle est nécessaire à la synthèse de certaines molécules qui sont impliquées dans la transmission des signaux nerveux.

Santé cardiovasculaire : La vitamine B3 peut aider à réduire les niveaux de cholestérol dans le sang et à prévenir les maladies cardiovasculaires.

Les sources alimentaires de vitamine B3 comprennent les viandes, les poissons, les légumes verts, les champignons, les arachides et les légumineuses. Les suppléments de vitamine B3 sont également disponibles, mais ils peuvent causer des effets secondaires indésirables tels que des rougeurs et des démangeaisons cutanées s'ils sont pris à des doses élevées. Il est recommandé de consulter un professionnel de la santé avant de prendre des suppléments de vitamine B3.

5. Vitamine B5 (acide pantothénique)

La vitamine B5, également connue sous le nom d'acide pantothénique, est une vitamine hydrosoluble qui est importante pour le métabolisme énergétique, la production d'hormones et la santé de la peau et des cheveux.

Voici quelques-uns des rôles clés de la vitamine B5 dans le corps :

Métabolisme énergétique : La vitamine B5 est essentielle pour la production d'énergie à partir des glucides, des lipides et des protéines. Elle aide à convertir ces nutriments en énergie utilisable par le corps.

Production d'hormones : La vitamine B5 est nécessaire pour la synthèse de certaines hormones, telles que les hormones stéroïdes et les hormones de stress.

Santé de la peau et des cheveux : La vitamine B5 peut aider à maintenir la santé de la peau et des cheveux, en favorisant la croissance et la régénération cellulaire.

Les sources alimentaires de vitamine B5 comprennent les abats, les viandes, les poissons, les légumes verts, les céréales complètes et les noix. Les suppléments de vitamine B5 sont également disponibles, mais ils ne sont généralement pas nécessaires pour les personnes qui suivent une alimentation équilibrée. Les doses recommandées varient en fonction de l'âge, du sexe et de l'état de santé de chaque individu. Il est recommandé de consulter un professionnel de la santé avant de prendre des suppléments de vitamine B5.

6. Vitamine B6 (pyridoxine)

La vitamine B6, également connue sous le nom de pyridoxine, est une vitamine hydrosoluble qui est importante pour de nombreuses fonctions dans le corps, notamment le métabolisme des protéines, la synthèse des neurotransmetteurs et la formation des globules rouges.

Voici quelques-uns des rôles clés de la vitamine B6 dans le corps :

Métabolisme des protéines : La vitamine B6 est essentielle pour la dégradation et la synthèse des protéines. Elle aide à convertir les acides aminés en énergie utilisable par le corps.

Synthèse des neurotransmetteurs : La vitamine B6 est nécessaire pour la synthèse de certains neurotransmetteurs, tels que la sérotonine, la dopamine et la noradrénaline, qui sont impliqués dans la régulation de l'humeur, du sommeil et de l'appétit.

Formation des globules rouges : La vitamine B6 est nécessaire à la formation des globules rouges, qui transportent l'oxygène dans tout le corps.

Fonction immunitaire : La vitamine B6 peut aider à renforcer le système immunitaire en soutenant la production de globules blancs.

Les sources alimentaires de vitamine B6 comprennent les viandes, les poissons, les légumes verts, les céréales complètes, les noix et les légumineuses. Les suppléments de vitamine B6 sont également disponibles, mais ils peuvent causer des effets secondaires indésirables tels que des troubles gastro-intestinaux et des neuropathies s'ils sont pris à des doses élevées. Il est recommandé de consulter un professionnel de la santé avant de prendre des suppléments de vitamine B6.

7. Vitamine B7 (biotine)

La vitamine B7, également connue sous le nom de biotine, est une vitamine hydrosoluble qui est importante pour la croissance et la régénération cellulaires, la santé des cheveux et des ongles, et le métabolisme des graisses et des glucides.

Voici quelques-uns des rôles clés de la vitamine B7 dans le corps :

Croissance et régénération cellulaires : La vitamine B7 est essentielle pour la croissance et la régénération cellulaires, car elle joue un rôle dans la synthèse de l'ADN et de l'ARN.

Santé des cheveux et des ongles : La vitamine B7 peut aider à maintenir la santé des cheveux et des ongles en renforçant la kératine, une protéine structurelle importante pour les cheveux et les ongles.

Métabolisme des graisses et des glucides : La vitamine B7 est nécessaire pour le métabolisme des graisses et des glucides, en aidant à convertir les aliments en énergie utilisable par le corps.

Les sources alimentaires de vitamine B7 comprennent les abats, les oeufs, les légumes verts, les noix et les céréales complètes. Les suppléments de vitamine B7 sont également disponibles, mais ils ne sont généralement pas nécessaires pour les personnes qui suivent une alimentation équilibrée. Les doses recommandées varient en fonction de l'âge, du sexe et de l'état de santé de chaque individu. Il est recommandé de consulter un professionnel de la santé avant de prendre des suppléments de vitamine B7.

8. Vitamine B9 (acide folique)

La vitamine B9, également connue sous le nom d'acide folique ou folate, est une vitamine hydrosoluble qui est essentielle pour la croissance et le développement sains du fœtus pendant la grossesse, ainsi que pour la production et la réparation des cellules dans tout le corps.

Voici quelques-uns des rôles clés de la vitamine B9 dans le corps :

Grossesse et développement fœtal : La vitamine B9 est essentielle pour la croissance et le développement sains du fœtus pendant la grossesse, en aidant à prévenir les malformations congénitales du cerveau et de la colonne vertébrale. Les femmes enceintes sont souvent conseillées de prendre des suppléments de vitamine B9 pour assurer un apport adéquat.

Production et réparation des cellules : La vitamine B9 est nécessaire pour la production et la réparation des cellules, en aidant à synthétiser l'ADN et l'ARN.

Fonction immunitaire : La vitamine B9 peut aider à renforcer le système immunitaire en soutenant la production de globules blancs.

Les sources alimentaires de vitamine B9 comprennent les légumes verts à feuilles, les agrumes, les légumineuses et les céréales enrichies en folate. Les suppléments de vitamine B9 sont également disponibles, mais il est important de suivre les doses recommandées car une surdose de vitamine B9 peut masquer les symptômes de la carence en vitamine B12. Les doses recommandées varient en fonction de l'âge, du sexe et de l'état de santé de chaque individu. Il est recommandé de consulter un professionnel de la santé avant de prendre des suppléments de vitamine B9.

9. Vitamine B12 (cobalamine)

La vitamine B12, également connue sous le nom de cobalamine, est une vitamine hydrosoluble qui joue un rôle essentiel dans la formation des globules rouges, le fonctionnement du système nerveux et le métabolisme des acides gras et des acides aminés.

Voici quelques-uns des rôles clés de la vitamine B12 dans le corps :

Formation des globules rouges : La vitamine B12 est nécessaire pour la formation des globules rouges, qui transportent l'oxygène dans tout le corps.

Fonctionnement du système nerveux : La vitamine B12 joue un rôle essentiel dans le fonctionnement du système nerveux, en aidant à la synthèse de la gaine de myéline qui protège les nerfs et en régulant les neurotransmetteurs.

Métabolisme des acides gras et des acides aminés : La vitamine B12 est impliquée dans le métabolisme des acides gras et des acides aminés, en aidant à convertir ces molécules en énergie utilisable par le corps.

Les sources alimentaires de vitamine B12 comprennent les produits d'origine animale, tels que la viande, le poisson, les œufs et les produits laitiers. Les végétariens et les végétaliens peuvent avoir besoin de prendre des suppléments de vitamine B12, car cette vitamine est principalement présente dans les aliments d'origine animale. Les doses recommandées varient en fonction de l'âge, du sexe et de l'état de santé de chaque individu. Il est recommandé de consulter un professionnel de la santé avant de prendre des suppléments de vitamine B12.

III. Les rôles des vitamines dans la santé

A. Les fonctions des vitamines liposolubles
1. La vitamine A et la vision

La vitamine A est une vitamine liposoluble qui joue un rôle crucial dans le maintien de la vision, la croissance et le développement, la santé de la peau, des os et des dents, et dans la fonction immunitaire.

L'un des rôles les plus connus de la vitamine A est son importance pour la vision. La vitamine A est nécessaire à la production de pigments sensibles à la lumière dans la rétine de l'œil. Ces pigments, appelés rhodopsine et iodopsine, permettent à l'œil de s'adapter aux niveaux de lumière différents, en permettant de voir dans des conditions de faible luminosité ou de luminosité élevée. La carence en vitamine A peut entraîner une altération de la vision, notamment la cécité nocturne, qui est la difficulté à voir dans des conditions de faible luminosité.

La vitamine A est présente sous deux formes dans les aliments : la vitamine A préformée, présente dans les produits d'origine animale tels que le foie, les œufs et les produits laitiers, et la provitamine A, ou caroténoïdes, présente dans les fruits et légumes colorés tels que les carottes, les épinards et les patates douces. Le corps peut convertir les caroténoïdes en vitamine A préformée en fonction de ses besoins.

Il est important de noter que la consommation excessive de vitamine A peut également causer des effets indésirables, tels que des nausées, des vomissements, des vertiges et une peau sèche. Les doses recommandées varient en fonction de l'âge, du sexe et de l'état de santé de chaque individu. Il est recommandé de consulter un professionnel de la santé avant de prendre des suppléments de vitamine A.

2. La vitamine D et la santé osseuse

La vitamine D est une vitamine liposoluble qui joue un rôle important dans la santé des os et des dents. Elle est essentielle pour l'absorption et l'utilisation du calcium et du phosphore par le corps.

La vitamine D est synthétisée par la peau lorsqu'elle est exposée aux rayons UVB du soleil, mais elle est également présente dans certains aliments tels que les poissons gras, les œufs et les produits laitiers. Cependant, il est souvent difficile d'obtenir suffisamment de vitamine D uniquement à partir de l'alimentation, en particulier pour les personnes vivant dans des régions avec peu de soleil ou qui ont une peau foncée qui absorbe moins bien les rayons UVB.

La carence en vitamine D peut entraîner une diminution de l'absorption du calcium et du phosphore par les os, ce qui peut entraîner une perte osseuse et une fragilité osseuse, connue sous le nom d'ostéoporose. La carence en vitamine D a également été associée à un risque accru de certaines maladies chroniques telles que le diabète, l'hypertension artérielle et les maladies cardiovasculaires.

Il est important de noter que la consommation excessive de vitamine D peut également causer des effets indésirables, tels que des nausées, des vomissements, une perte d'appétit et des troubles du sommeil. Les doses recommandées varient en fonction de l'âge, du sexe et de l'état de santé de chaque individu. Il est recommandé de consulter un professionnel de la santé avant de prendre des suppléments de vitamine D.

3. La vitamine E et la fonction immunitaire

La vitamine E est une vitamine liposoluble qui agit comme un antioxydant dans le corps. Elle est essentielle pour protéger les cellules contre les dommages causés par les radicaux libres, qui sont des molécules instables produites lors du métabolisme normal du corps et lors de l'exposition à des facteurs de stress environnementaux tels que la pollution et les rayons UV.

La vitamine E joue également un rôle important dans la fonction immunitaire en aidant à maintenir la santé des cellules immunitaires, telles que les lymphocytes T et les cellules tueuses naturelles, qui sont responsables de la défense de l'organisme contre les infections et les maladies.

Des études ont montré que la carence en vitamine E peut affecter la fonction immunitaire, ce qui peut augmenter le risque d'infections et de maladies chroniques. Cependant, il est rare de développer une carence en vitamine E, car elle est présente dans de nombreux aliments, tels que les noix, les graines, les légumes-feuilles et les huiles végétales.

Il est important de noter que la consommation excessive de vitamine E peut également causer des effets indésirables, tels que des nausées, des vomissements, des maux de tête et des saignements. Les doses recommandées varient en fonction de l'âge, du sexe et de l'état de santé de chaque individu. Il est recommandé de consulter un professionnel de la santé avant de prendre des suppléments de vitamine E.

4. La vitamine K et la coagulation sanguine

La vitamine K est une vitamine liposoluble qui est importante pour la coagulation sanguine. Elle est essentielle pour la production de certaines protéines impliquées dans le processus de coagulation, telles que la prothrombine et les facteurs de coagulation II, VII, IX et X.

Sans suffisamment de vitamine K, le corps ne peut pas produire suffisamment de ces protéines, ce qui peut entraîner des saignements excessifs et des ecchymoses.

La vitamine K joue également un rôle important dans la santé des os en aidant à fixer le calcium dans les os et en prévenant la calcification des tissus mous.

La vitamine K se trouve dans de nombreux aliments, tels que les légumes verts à feuilles, les huiles végétales et les produits laitiers. Elle est également produite par les bactéries dans l'intestin.

Les personnes qui prennent des anticoagulants, tels que la warfarine, doivent être prudentes avec leur consommation de vitamine K, car elle peut interférer avec l'effet de ces médicaments. Il est important de consulter un professionnel de la santé avant de prendre des suppléments de vitamine K.

B. Les fonctions des vitamines hydrosolubles
1. La vitamine C et la santé des tissus conjonctifs

La vitamine C est une vitamine hydrosoluble qui est essentielle pour la croissance et la réparation des tissus corporels. Elle est particulièrement importante pour la santé des tissus conjonctifs, tels que les os, les cartilages, les tendons et les ligaments.

La vitamine C est nécessaire pour la production de collagène, une protéine qui donne aux tissus conjonctifs leur structure et leur résistance. Sans suffisamment de vitamine C, le corps ne peut pas produire suffisamment de collagène, ce qui peut entraîner une faiblesse et une fragilité des tissus conjonctifs, ainsi que des problèmes de cicatrisation des plaies.

La vitamine C joue également un rôle important dans la fonction immunitaire en aidant à stimuler la production de globules blancs qui combattent les infections et les maladies.

Des études ont également montré que la vitamine C peut avoir des effets antioxydants et anti-inflammatoires, ce qui peut aider à réduire le risque de maladies chroniques telles que les maladies cardiovasculaires et certains types de cancer.

La vitamine C se trouve dans de nombreux aliments, tels que les agrumes, les baies, les kiwis, les poivrons, les brocolis et les épinards. Les personnes qui ne consomment pas suffisamment de vitamine C peuvent être à risque de développer une carence, qui peut entraîner une fatigue, des douleurs musculaires et une fragilité capillaire.

2. Les vitamines B et la production d'énergie

Les vitamines B jouent un rôle important dans la production d'énergie dans le corps en aidant à convertir les aliments que nous consommons en énergie utilisable.

La vitamine B1, également connue sous le nom de thiamine, est essentielle pour la conversion des glucides en énergie. Elle joue également un rôle important dans le fonctionnement du système nerveux.

La vitamine B2, également connue sous le nom de riboflavine, est nécessaire pour la production d'énergie à partir des graisses, des protéines et des glucides. Elle est également importante pour la santé des yeux, de la peau et du système nerveux.

La vitamine B3, également connue sous le nom de niacine, est importante pour la production d'énergie cellulaire et pour la santé de la peau, du système nerveux et du système digestif.

La vitamine B5, également connue sous le nom d'acide pantothénique, est nécessaire pour la production d'énergie à partir des graisses, des protéines et des glucides. Elle est également importante pour la santé de la peau, des cheveux et des ongles.

La vitamine B6, également connue sous le nom de pyridoxine, est essentielle pour la production d'énergie et pour la synthèse des neurotransmetteurs qui régulent l'humeur et le sommeil. Elle est également importante pour la santé cardiaque et immunitaire.

La vitamine B7, également connue sous le nom de biotine, est importante pour la production d'énergie à partir des graisses et des glucides, ainsi que pour la santé des cheveux, de la peau et des ongles.

La vitamine B9, également connue sous le nom d'acide folique, est importante pour la production d'énergie et pour la croissance et la division des cellules. Elle est également essentielle pour la santé du système nerveux et pour la prévention des malformations congénitales chez le fœtus.

La vitamine B12, également connue sous le nom de cobalamine, est nécessaire pour la production d'énergie et pour la formation des globules rouges. Elle est également importante pour la santé du système nerveux et pour la fonction cognitive.

Les vitamines B se trouvent dans de nombreux aliments, tels que les viandes, les poissons, les produits laitiers, les céréales complètes et les légumes-feuilles. Les carences en vitamines B peuvent entraîner une fatigue, une faiblesse musculaire et des problèmes de santé à long terme tels que l'anémie et les maladies cardiaques.

3. La vitamine B9 et la santé maternelle et infantile

La vitamine B9, également connue sous le nom d'acide folique, est essentielle pour la santé maternelle et infantile. Pendant la grossesse, la vitamine B9 joue un rôle crucial dans la formation du système nerveux du fœtus et dans la prévention des malformations congénitales du cerveau et de la colonne vertébrale.

Il est recommandé que les femmes en âge de procréer prennent des suppléments de vitamine B9 avant et pendant les premières semaines de la grossesse, car la plupart des malformations congénitales se produisent au cours des premiers stades de développement fœtal, souvent avant que la femme ne sache qu'elle est enceinte.

La vitamine B9 est également importante pour la santé maternelle en général, car elle peut aider à prévenir l'anémie et les complications de la grossesse telles que la prématurité et le faible poids de naissance.

Pour les nourrissons, la vitamine B9 est importante pour le développement et la croissance, ainsi que pour la santé du système nerveux. Les nourrissons nourris au sein ou avec des préparations pour nourrissons enrichies en vitamine B9 ont moins de risques de développer des anomalies du système nerveux telles que la spina bifida.

Les aliments riches en vitamine B9 comprennent les légumes à feuilles vert foncé, les agrumes, les lentilles, les haricots, les avocats et les céréales complètes. Les suppléments de vitamine B9 sont également couramment utilisés pour prévenir les carences en vitamines chez les femmes enceintes et allaitantes, ainsi que chez les nourrissons et les jeunes enfants.

IV. Les sources alimentaires de vitamines

A. Les aliments riches en vitamines liposolubles

Les vitamines liposolubles (vitamines A, D, E et K) se dissolvent dans les graisses et sont stockées dans les tissus adipeux du corps. Les aliments riches en vitamines liposolubles comprennent :

Vitamine A : les aliments d'origine animale comme le foie, le lait, les œufs et le fromage sont des sources riches en vitamine A. Les légumes à feuilles vert foncé, les carottes, les patates douces et les mangues sont également de bonnes sources de caroténoïdes, qui peuvent être convertis en vitamine A dans le corps.

Vitamine D : les poissons gras tels que le saumon, le thon et le hareng sont les meilleures sources alimentaires de vitamine D. Les champignons, les jaunes d'œufs et les produits laitiers enrichis sont également de bonnes sources.

Vitamine E : les huiles végétales, les noix, les graines et les légumes-feuilles sont de bonnes sources de vitamine E.

Vitamine K : les légumes à feuilles vert foncé tels que le chou frisé, les épinards, les feuilles de moutarde et les brocolis sont des sources riches en vitamine K.

Il est important de noter que les vitamines liposolubles peuvent être stockées dans le corps pendant des périodes prolongées, ce qui signifie que la consommation excessive de ces vitamines peut être nocive pour la santé. Il est donc important de suivre les apports recommandés en vitamines liposolubles.

B. Les aliments riches en vitamines hydrosolubles

Les vitamines hydrosolubles (vitamines B et C) sont solubles dans l'eau et ne sont pas stockées dans le corps, ce qui signifie qu'elles doivent être consommées régulièrement pour maintenir des niveaux adéquats dans le corps. Les aliments riches en vitamines hydrosolubles comprennent :

Vitamine C : les agrumes tels que les oranges, les citrons et les pamplemousses sont les sources les plus connues de vitamine C, mais d'autres fruits et légumes comme les kiwis, les fraises, les poivrons rouges et les brocolis sont également de bonnes sources.

Vitamine B1 (thiamine) : les grains entiers, les légumes secs, les noix et les graines sont de bonnes sources de thiamine.

Vitamine B2 (riboflavine) : les produits laitiers, les légumes verts feuillus, les noix et les graines sont de bonnes sources de riboflavine.

Vitamine B3 (niacine) : les viandes, les légumes secs, les noix et les graines sont de bonnes sources de niacine.

Vitamine B5 (acide pantothénique) : les viandes, les légumes verts, les légumes secs et les noix sont de bonnes sources d'acide pantothénique.

Vitamine B6 (pyridoxine) : les viandes, les poissons, les légumes verts feuillus, les légumes secs et les noix sont de bonnes sources de pyridoxine.

Vitamine B7 (biotine) : les œufs, les noix et les graines sont de bonnes sources de biotine.

Vitamine B9 (acide folique) : les légumes verts, les légumes secs et les fruits sont de bonnes sources d'acide folique.

Vitamine B12 (cobalamine) : les viandes, les poissons et les produits laitiers sont de bonnes sources de cobalamine.

Il est important de noter que les vitamines hydrosolubles peuvent être dégradées par la chaleur et la lumière, il est donc recommandé de consommer des aliments riches en vitamines B et C crus ou légèrement cuits.

V. Les carences en vitamines et leurs effets sur la santé

Les carences en vitamines peuvent avoir des effets néfastes sur la santé, et elles peuvent être causées par différents facteurs tels que la malnutrition, une absorption inadéquate, ou une utilisation excessive de médicaments qui affectent l'absorption des nutriments. Voici quelques exemples de carences en vitamines et leurs effets sur la santé :

Carence en vitamine A : peut causer des problèmes de vision, des infections fréquentes, une peau sèche et des cheveux cassants.

Carence en vitamine D : peut causer une faiblesse musculaire, des douleurs osseuses, une mauvaise croissance chez les enfants et une augmentation du risque de fractures chez les personnes âgées.

Carence en vitamine E : peut causer des troubles neurologiques, une faiblesse musculaire, une peau sèche et des cheveux cassants.

Carence en vitamine K : peut causer des saignements excessifs et des ecchymoses.

Carence en vitamine C : peut causer des saignements des gencives, une peau sèche et des cheveux cassants, ainsi qu'une susceptibilité accrue aux infections.

Carence en vitamine B1 : peut causer des problèmes neurologiques tels que des engourdissements, des picotements et une faiblesse musculaire.

Carence en vitamine B2 : peut causer des problèmes de peau, des lésions buccales et des problèmes oculaires.

Carence en vitamine B3 : peut causer des troubles digestifs, des problèmes de peau et une dépression.

Carence en vitamine B6 : peut causer des problèmes de peau, des troubles neurologiques et une anémie.

Carence en vitamine B9 : peut causer des problèmes neurologiques, une anémie, des malformations congénitales chez les nouveau-nés et une augmentation du risque de maladies cardiaques.

Carence en vitamine B12 : peut causer une anémie, des troubles neurologiques et des problèmes de mémoire.

Il est important de noter que les carences en vitamines sont relativement rares dans les pays développés, mais elles peuvent être courantes dans les pays en développement et chez les personnes qui suivent un régime alimentaire déséquilibré.

A. Les carences en vitamines liposolubles

Les carences en vitamines liposolubles peuvent avoir des effets graves sur la santé. Voici quelques exemples :

Carence en vitamine A : Cette carence peut causer des problèmes de vision, des infections récurrentes, des problèmes de croissance, une peau sèche et squameuse, et une augmentation de la mortalité infantile et maternelle.

Carence en vitamine D : Cette carence peut causer des problèmes osseux tels que le rachitisme chez les enfants et l'ostéomalacie chez les adultes, ainsi que des douleurs musculaires et une faiblesse.

Carence en vitamine E : Cette carence peut causer des dommages aux nerfs, une faiblesse musculaire, une vision floue, une rétinopathie et une augmentation du risque de maladies cardiovasculaires.

Carence en vitamine K : Cette carence peut causer des saignements excessifs et une augmentation du risque de fractures osseuses.

Les carences en vitamines liposolubles sont souvent causées par des régimes alimentaires pauvres en nutriments, des maladies qui affectent la digestion ou l'absorption des graisses, ou l'utilisation à long terme de certains médicaments.

1. Carence en vitamine A et la cécité nocturne

La carence en vitamine A est l'une des carences en vitamines les plus courantes dans le monde, en particulier dans les pays en développement où les régimes alimentaires sont souvent pauvres en nutriments. La carence en vitamine A peut causer une cécité nocturne, qui est caractérisée par une vision réduite dans des conditions de faible luminosité.

La cécité nocturne est souvent l'un des premiers signes de carence en vitamine A, et elle peut être suivie d'une kératomalacie, une affection caractérisée par une ramollissement et une opacité de la cornée. Cette condition peut entraîner une cécité permanente si elle n'est pas traitée rapidement.

La vitamine A est essentielle pour la santé des yeux, car elle aide à maintenir la santé de la cornée et de la rétine. Elle joue également un rôle important dans le maintien du système immunitaire, la croissance et le développement, ainsi que dans la régulation de la fonction cellulaire. Les sources alimentaires riches en vitamine A comprennent les légumes verts à feuilles, les carottes, les patates douces, les abats et les produits laitiers.

2. Carence en vitamine D et le rachitisme

La carence en vitamine D est une carence en vitamines courante, en particulier chez les nourrissons, les enfants et les personnes âgées. La carence en vitamine D peut causer le rachitisme, une maladie caractérisée par une déformation des os chez les enfants en croissance.

La vitamine D est importante pour la santé osseuse, car elle aide à réguler l'absorption du calcium et du phosphore dans l'intestin et à maintenir des niveaux sains de ces minéraux dans le sang. La vitamine D aide également à renforcer les os en favorisant la croissance osseuse et en réduisant la dégradation osseuse.

Les principales sources alimentaires de vitamine D sont les poissons gras, tels que le saumon et le thon, ainsi que les champignons et les produits laitiers enrichis en vitamine D. Cependant, la vitamine D est également produite par la peau lorsqu'elle est exposée à la lumière du soleil.

3. Carence en vitamine E et les maladies cardiaques

La carence en vitamine E est rare, mais elle peut se produire chez les personnes atteintes de maladies chroniques qui affectent l'absorption des graisses, telles que la maladie de Crohn et la fibrose kystique. La carence en vitamine E peut également survenir chez les personnes souffrant d'insuffisance hépatique ou de pancréatite.

La vitamine E est un antioxydant important qui aide à protéger les cellules contre les dommages causés par les radicaux libres. Les radicaux libres peuvent endommager les cellules et contribuer au développement de maladies chroniques, telles que les maladies cardiaques.

Des études ont montré que les personnes qui consomment régulièrement des aliments riches en vitamine E ont un risque moindre de développer une maladie cardiaque. Les principales sources alimentaires de vitamine E comprennent les huiles végétales, les noix, les graines, les légumes à feuilles vertes et les avocats.

4. Carence en vitamine K et les saignements excessifs

La carence en vitamine K peut entraîner des saignements excessifs et prolongés, car cette vitamine est nécessaire à la coagulation sanguine normale. La vitamine K est produite par les bactéries présentes dans l'intestin, mais elle est également présente dans certains aliments, tels que les légumes verts à feuilles, les légumes crucifères et les huiles végétales.

Les personnes atteintes de maladies qui affectent l'absorption des graisses, telles que la maladie cœliaque, la maladie de Crohn et la pancréatite, peuvent avoir un risque accru de carence en vitamine K, car la vitamine K est une vitamine liposoluble qui est absorbée avec les graisses.

Les nouveau-nés sont également à risque de carence en vitamine K, car leur système de coagulation sanguine n'est pas encore pleinement développé. Pour cette raison, les nouveau-nés reçoivent généralement une injection de vitamine K peu après la naissance pour prévenir les saignements excessifs.

B. Les carences en vitamines hydrosolubles
1. Carence en vitamine C et le scorbut

La carence en vitamine C peut entraîner le scorbut, une maladie qui se caractérise par une faiblesse musculaire, des douleurs articulaires, des saignements des gencives et des problèmes de peau. La vitamine C est importante pour la production de collagène, une protéine essentielle à la formation et à la réparation des tissus corporels.

Le scorbut était autrefois courant chez les marins qui passaient de longues périodes en mer sans accès à des aliments frais. Aujourd'hui, le scorbut est rare dans les pays développés car la vitamine C est présente dans de nombreux aliments frais, tels que les fruits et les légumes.

Cependant, les personnes qui suivent un régime alimentaire restrictif ou qui ont des troubles de l'alimentation, telles que l'anorexie ou la boulimie, peuvent être à risque de carence en vitamine C. Les fumeurs et les personnes soumises à un stress physique ou émotionnel important peuvent également avoir besoin de plus de vitamine C que la normale.

2. Carence en vitamine B1 et le béribéri

La carence en vitamine B1 peut entraîner le béribéri, une maladie qui se manifeste par des troubles neurologiques et cardiovasculaires. La vitamine B1, également connue sous le nom de thiamine, est importante pour la production d'énergie dans le corps et pour le fonctionnement du système nerveux.

Le béribéri était autrefois courant dans les pays où le riz était l'aliment de base, car le riz blanc poli est faible en thiamine. Aujourd'hui, le béribéri est rare dans les pays développés car la vitamine B1 est ajoutée à de nombreux aliments transformés, tels que les céréales pour petit-déjeuner et le pain.

Cependant, les personnes qui consomment de grandes quantités d'alcool ou qui ont des troubles de l'alimentation, tels que l'anorexie ou la boulimie, peuvent être à risque de carence en vitamine B1. Les personnes atteintes de maladies chroniques telles que le VIH ou la maladie de Crohn peuvent également avoir des difficultés à absorber suffisamment de vitamine B1.

3. Carence en vitamine B2 et les problèmes oculaires

La carence en vitamine B2, également connue sous le nom de riboflavine, peut causer des problèmes oculaires tels que des larmoiements, une sensibilité à la lumière, une inflammation de la cornée, une cataracte et une perte de vision.

La vitamine B2 est importante pour la production d'énergie dans le corps et pour maintenir la santé des cellules et des tissus. Elle aide également à métaboliser d'autres vitamines du complexe B, telles que la vitamine B6 et la vitamine B9.

Les carences en vitamine B2 sont relativement rares, car elle se trouve dans une grande variété d'aliments courants tels que le lait, les œufs, les légumes verts, les noix et les céréales. Cependant, les personnes souffrant de malabsorption, de maladies chroniques ou suivant un régime végétalien strict peuvent être à risque de carence en vitamine B2.

4. Carence en vitamine B3 et la pellagre

La carence en vitamine B3, également connue sous le nom de niacine, peut causer la pellagre, une maladie qui se manifeste par une éruption cutanée, des troubles gastro-intestinaux et des problèmes neurologiques.

La vitamine B3 est importante pour la production d'énergie, la santé de la peau, la digestion et le système nerveux. Elle est également nécessaire à la métabolisation des protéines, des graisses et des glucides.

Les carences en vitamine B3 sont relativement rares, car elle se trouve dans une grande variété d'aliments courants tels que la viande, les poissons, les noix, les céréales et les légumes. Cependant, les personnes souffrant de malabsorption, de maladies chroniques ou suivant un régime alimentaire pauvre en protéines peuvent être à risque de carence en vitamine B3.

5. Carence en vitamine B6 et la dépression

La vitamine B6, également appelée pyridoxine, est importante pour la production de neurotransmetteurs tels que la sérotonine et la dopamine, qui jouent un rôle clé dans la régulation de l'humeur. Une carence en vitamine B6 peut donc causer des troubles de l'humeur tels que la dépression.

En plus de ses effets sur l'humeur, la vitamine B6 est également nécessaire à la synthèse de l'hémoglobine, une protéine dans le sang qui transporte l'oxygène dans le corps. Elle est également importante pour le système immunitaire et la santé cardiovasculaire.

Les carences en vitamine B6 sont relativement rares, mais elles peuvent se produire chez les personnes atteintes de maladies chroniques, les personnes souffrant d'alcoolisme et les femmes enceintes qui ont des besoins accrus en vitamine B6. Les symptômes d'une carence en vitamine B6 comprennent des troubles de l'humeur, des problèmes de peau, des douleurs musculaires et des convulsions.

6. Carence en vitamine B9 et les anomalies du tube neural

La carence en vitamine B9, également connue sous le nom d'acide folique, peut avoir des effets graves sur la santé, en particulier pendant la grossesse. Les anomalies du tube neural, telles que le spina bifida et l'anencéphalie, sont des affections graves du cerveau et de la colonne vertébrale qui se produisent lorsque le tube neural ne se ferme pas correctement pendant le développement du fœtus. La supplémentation en acide folique avant la conception et pendant les premières semaines de grossesse peut réduire considérablement le risque de ces anomalies. Les carences en acide folique peuvent également causer une anémie mégaloblastique, qui se caractérise par des globules rouges anormalement gros et immatures, ainsi que des symptômes tels que la fatigue, la faiblesse et les maux de tête.

7. Carence en vitamine B12 et l'anémie pernicieuse

La carence en vitamine B12 peut entraîner une anémie pernicieuse, qui est une forme d'anémie caractérisée par un nombre insuffisant de globules rouges dans le sang en raison d'un manque de vitamine B12. La vitamine B12 est nécessaire pour la formation de globules rouges sains, et une carence peut entraîner des globules rouges plus grands et plus fragiles qui ont une durée de vie plus courte que les globules rouges normaux. Les symptômes de l'anémie pernicieuse peuvent inclure de la fatigue, une faiblesse musculaire, une pâleur de la peau, une douleur thoracique et des étourdissements. Une carence prolongée en vitamine B12 peut également entraîner des dommages neurologiques permanents.

VI. Les suppléments vitaminiques

Les suppléments vitaminiques sont des produits qui contiennent une ou plusieurs vitamines, souvent sous forme de comprimés, de capsules ou de liquides. Ils peuvent être utiles pour les personnes qui ont des carences en vitamines ou qui ne parviennent pas à obtenir suffisamment de vitamines à partir de leur alimentation. Cependant, ils peuvent également être dangereux s'ils sont pris en excès, en particulier pour les vitamines liposolubles qui peuvent s'accumuler dans le corps.

Il est important de noter que les suppléments vitaminiques ne doivent pas remplacer une alimentation saine et équilibrée. Les aliments entiers fournissent non seulement des vitamines, mais aussi d'autres nutriments importants tels que les minéraux, les fibres et les antioxydants, qui sont tous essentiels pour maintenir une bonne santé.

Si vous envisagez de prendre des suppléments vitaminiques, il est recommandé de consulter un professionnel de la santé pour déterminer si cela est approprié pour vous et pour choisir des suppléments de qualité provenant de sources fiables.

A. Les avantages et les inconvénients des suppléments vitaminiques

Les suppléments vitaminiques peuvent présenter des avantages et des inconvénients en fonction de la situation individuelle. Voici quelques exemples :

Avantages :

Les suppléments vitaminiques peuvent être bénéfiques pour les personnes qui ne consomment pas suffisamment de vitamines dans leur alimentation.

Les suppléments peuvent être utilisés pour traiter des carences spécifiques en vitamines diagnostiquées par un professionnel de la santé.

Les suppléments peuvent être utiles pour les personnes qui suivent un régime alimentaire restrictif, tel que les végétaliens ou les végétariens, qui pourraient avoir besoin de suppléments pour certaines vitamines qui sont principalement présentes dans les produits d'origine animale.

Inconvénients :

Les suppléments vitaminiques peuvent être coûteux.

Les suppléments peuvent entraîner une surdose de vitamines, ce qui peut causer des effets secondaires indésirables.

Certaines vitamines peuvent interagir avec certains médicaments, donc il est important de consulter un professionnel de la santé avant de prendre des suppléments vitaminiques si vous prenez des médicaments.

Les suppléments vitaminiques ne remplacent pas une alimentation saine et équilibrée, car les aliments contiennent également des nutriments importants autres que les vitamines.

B. Les cas où les suppléments vitaminiques sont recommandés

Les suppléments vitaminiques sont généralement recommandés dans les situations suivantes:

Carence en vitamines : Si une carence en vitamines est diagnostiquée, des suppléments peuvent être recommandés pour corriger la carence.

Grossesse : Les femmes enceintes ont souvent besoin d'une supplémentation en acide folique, en vitamine D et en fer pour prévenir les anomalies du tube neural chez le fœtus et pour maintenir une santé optimale.

Allaitement maternel : Les femmes qui allaitent ont souvent besoin d'une supplémentation en vitamine D et en acide folique pour assurer une bonne santé à leur bébé.

Végétariens et végétaliens : Les végétariens et les végétaliens peuvent avoir besoin de suppléments de vitamine B12, car cette vitamine est principalement présente dans les produits d'origine animale.

Personnes âgées : Les personnes âgées ont souvent besoin de suppléments de vitamine D, car leur corps a tendance à produire moins de vitamine D lorsqu'elles sont exposées à la lumière du soleil.

Malabsorption : Les personnes atteintes de troubles digestifs, tels que la maladie cœliaque ou la maladie de Crohn, peuvent avoir besoin de suppléments vitaminiques pour compenser la malabsorption des nutriments dans leur alimentation.

Il est important de noter que les suppléments vitaminiques ne doivent pas remplacer une alimentation saine et équilibrée, mais plutôt être utilisés comme un complément pour aider à combler les lacunes nutritionnelles lorsque cela est nécessaire. Les suppléments ne sont pas recommandés pour tout le monde, et il est important de consulter un professionnel de la santé avant de commencer à prendre des suppléments vitaminiques.

VII. Conclusion

En conclusion, les vitamines jouent un rôle crucial dans le maintien de la santé de notre corps. Chacune d'entre elles a des fonctions spécifiques qui contribuent à notre bien-être général. Les vitamines liposolubles, A, D, E et K, sont stockées dans les tissus adipeux de notre corps, tandis que les vitamines hydrosolubles, C et les vitamines B, sont excrétées dans l'urine si elles ne sont pas utilisées immédiatement. Les carences en vitamines peuvent entraîner de nombreux problèmes de santé, allant de la cécité nocturne au scorbut, en passant par le béribéri et la pellagre. Cependant, il est important de noter que la plupart des gens peuvent obtenir toutes les vitamines dont ils ont besoin en consommant une alimentation équilibrée et variée. Dans certains cas, les suppléments vitaminiques peuvent être recommandés pour les personnes souffrant de certaines conditions de santé ou qui ne peuvent pas obtenir suffisamment de vitamines par leur alimentation, mais cela doit être fait sous la supervision d'un professionnel de la santé. En fin de compte, la clé pour maintenir un apport suffisant en vitamines est de manger une variété d'aliments sains et de qualité et de consulter un professionnel de la santé en cas de préoccupations.